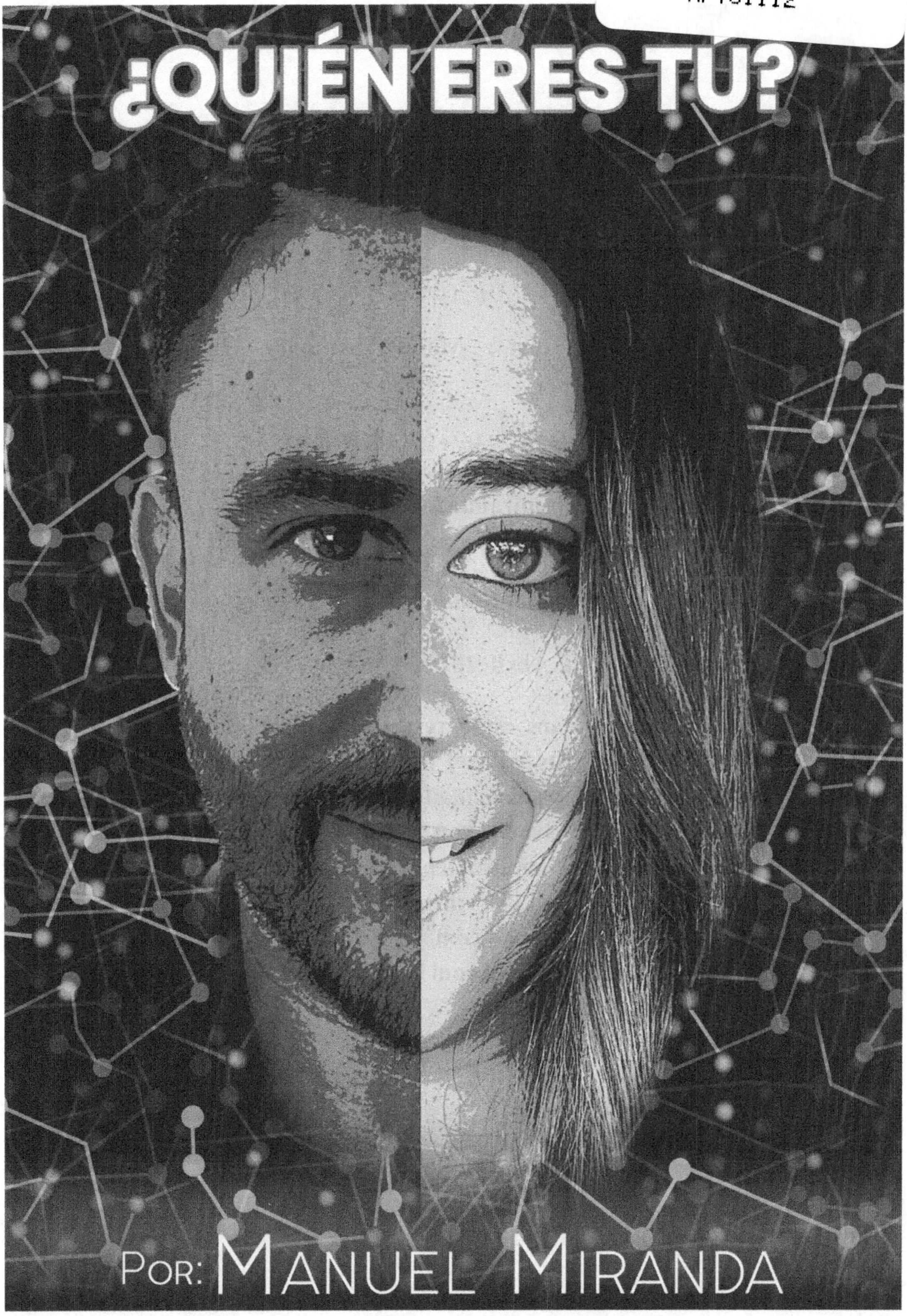
¿QUIÉN ERES TÚ?
POR: MANUEL MIRANDA

Para mi niño interior…

Teléfono: +504 3336-2936/+1 (210) 310-8558

Email: mmiranda2690@gmail.com / mirandachell10@gmail.com

Santa Cruz de Yojoa, Honduras.

Primera edición: Abril, 2025.

ISBN: 978-99979-2-205-2

¿Quién eres tú?

Manuel Miranda

A mi padre, Manuel de Jesus,

a mi madre, Daisy Lorena,

mi hermana, Lorena Michell.

A Honduras.

A Dios, por darnos Todo, y más.

Índice

Introducción

Respiremos profundo. Sintamos cómo el aire entra y sale de nuestro cuerpo. Ahora, preguntémonos: ¿Quiénes somos realmente?

A lo largo de la historia, filósofos, científicos, pensadores y exploradores del conocimiento hemos dedicado nuestra existencia a comprender un misterio esencial: ¿Qué significa "Ser Humano"?

De pronto nuestra mente busca respuestas inmediatas: un nombre, una historia, una profesión. Sin embargo, la esencia de quienes somos se encuentra más allá de esas definiciones.

Mientras estas palabras toman forma y llegan a nosotros, millones de procesos ocurren dentro de nuestro cuerpo en perfecta armonía. Cada célula, cada impulso nervioso, cada ajuste fisiológico sucede con un propósito. Somos seres fascinantes, diseñados para adaptarnos, evolucionar y descubrir nuestras propias fortalezas.

A lo largo de estas páginas, exploraremos un concepto transformador: los Mapas Mentales dirigidos. Estos esquemas nos ofrecen claridad, respuestas concretas y soluciones prácticas para alcanzar un estado de equilibrio interior ideal.

Nuestro camino lo dividimos en 3 fases, comenzamos describiendo los once sistemas fisiológicos que estructuran nuestro metabolismo. Luego, avanzamos hacia el neuroanálisis de nuestros pensamientos, comprendiendo la relación entre mente-cerebro, y cómo las experiencias moldean la percepción de nuestra realidad. Finalmente, ofrecemos nuestras propuestas teóricas sobre personalidad y conducta humana, con descubrimientos inverosímiles.

Este texto es el resultado de años de observación, análisis y aprendizaje. A través de la neurociencia y la psicofisiología deportiva, hemos identificado los procesos que forjan nuestra identidad en la polarización de nuestras células nerviosas.

Un pensamiento tiene la capacidad de definir por completo nuestra vida. Descubrir quiénes somos abre puertas a una comprensión más profunda de nuestro potencial.

A medida que recorramos estas páginas, la claridad mental que experimentaremos será única. Lo que tenemos en nuestras manos ofrece respuestas a preguntas que nos han acompañado desde los primeros días de nuestra historia.

Acompáñame en este viaje hacia el entendimiento más profundo de quienes somos.

Primera parte

Estructuras y funciones corporales

Capítulo 1

Composición corporal

Organización y funciones del cuerpo humano

Conociendo las estructuras que componen nuestro metabolismo humano, desde las más simples hasta las más complejas, seremos capaces de comprender con más efectividad las maravillas que nos ofrece este fascinante vehículo.

Nuestro metabolismo se organiza en los siguiente niveles:

Químico: Los humanos poseemos características estructurales funcionales determinadas por la existencia de unidades elementales llamadas "átomos". Estos se combinan para formar "moléculas" que, al asociarse con más átomos y moléculas, dan origen a estructuras químicas de mayor complejidad.

Organelas: Las encontramos en el interior de la célula, ejecutando funciones específicas. Aquí reside nuestro material genético, la energía de nuestro funcionamiento vital, y la producción de sustancias que crean otras estructuras de mucha complejidad.

Células: Somos organismos vivos, las células son nuestras unidades básicas. Lo mismo ocurre con las plantas y el resto de animales. Dentro de ellas, podemos distinguir el núcleo y las organelas, situadas en una membrana celular y un citoplasma.

Tejidos: Encontramos cuatro tipos de tejidos: epitelial, conjuntivo, muscular y nervioso, cada uno integrado por un conjunto de células con estructuras y funciones similares.

Órganos: Los órganos se componen de dos o más tejidos asociados que ejecutan funciones comunes. Ejemplos de órganos incluyen la piel, el más grande de nuestro cuerpo, y el páncreas, que regula nuestros niveles de azúcar en sangre.

Sistemas: Aquí se integran grupos de órganos que ejecutan funciones comunes. Los sistemas que integran nuestro cuerpo son: integumentario, esquelético, muscular, nervioso, endocrino, cardiovascular, linfático, respiratorio, digestivo, urinario y reproductor.

Organismo: O metabolismo, es el cuerpo humano completo, la integración total de los elementos antes mencionados: átomos, moléculas, tejidos, órganos y sistemas.

Sistemas

Nuestro metabolismo está formado por una "red" de sistemas interconectados entre sí, operando en armonía para permitirnos experimentar la conciencia.

A continuación, detallamos brevemente cada uno de ellos:

Integumentario: Funciona como barrera protectora. Está compuesta por la piel, el cabello, las uñas y las glándulas. Regula nuestra temperatura, nos protege frente a agentes externos y participa en la síntesis de vitamina D.

Esquelético: Proporciona soporte estructural, protege nuestros órganos internos. Permite el movimiento en conjunto con los músculos. Actúa como reservorio de calcio y fósforo.

Muscular: Permite el movimiento, voluntario e involuntario. Sostiene nuestra postura y genera calor mendieta la contracción muscular. Se divide en músculo esquelético, cardiaco y liso.

Nervioso: Controla y coordina las funciones de nuestro cuerpo a través de señales electroquímicas. Está compuesto por el sistema nervioso central (cerebro y médula espinal), y el sistema nervioso periférico (nervios y ganglios).

Endocrino: Regula nuestro metabolismo, crecimiento, homeostasis y funciones reproductivas. Libera sustancias llamadas hormonas por glándulas como la hipófisis, tiroides y suprarrenales.

Cardiovascular: Transporta oxígeno, nutrientes y hormonas a través de la sangre, al mismo tiempo que elimina los productos de desechos metabólicos. Está compuesto por el corazón (miocardio) y los vasos sanguíneos (arterias, venas, capilares).

Linfático: Comanda nuestra inmunidad haciendo frente a infecciones, drenando el exceso de líquidos en los tejidos y transportando las grasas desde el sistema digestivo. Incluye ganglios linfáticos, bazo y vasos linfáticos.

Respiratorio: Permite el intercambio de oxígeno y dióxido de carbono a través de los pulmones y las vías respiratorias. Asegura nuestra oxigenación en sangre y la eliminación de desechos gaseosos.

Digestivo: Descompone y absorbe la energía de los nutrientes que ingerimos, al mismo tiempo elimina los residuos de los mismos. Involucra órganos como el estómago, el intestino y el hígado, colaborando en la digestión y metabolización de los alimentos.

Urinario: Elimina los desechos del metabolismo, regulando el equilibrio entre líquidos y electrolitos, filtrando la sangre en los riñones, formando la orina.

Reproductor: Se encarga de la producción de hormonas sexuales, asegura la reproducción y continuidad de la especie humana por medio de gametos (óvulos y espermatozoides). Incluye los órganos reproductores masculíno y femenino.

Comprobamos así cómo nuestros cuerpos son una maquinaria perfectamente sincronizada que depende de un equilibrio para su eficiente funcionamiento.

Composición química del cuerpo humano

Nuestros cuerpos poseen compuestos químicos orgánicos e inorgánicos.

En los compuestos orgánicos encontramos:

Hidratos de carbono: Son moléculas de carbono, hidrógeno y oxígeno presentes en diversos tamaños. Representan una fuente fundamental de energía para nuestras células.

Proteínas: Compuestas por carbono, hidrógeno, oxígeno y azufre. Las proteínas se agrupan en unidades más pequeñas llamadas aminoácidos. Poseemos 20 tipos de aminoácidos, 12 de los cuales producimos en nuestro cuerpo, mientras que los 8 restantes los obtenemos de la alimentación. Las proteínas cumplen funciones esenciales como catalizar reacciones químicas, participar en la estructura de las células, ayudar en el transporte, protección y comunicación interna.

Lípidos: Incluyen grasas, aceites, fosfolípidos y esteroides. Cumplen funciones de reserva energética, estructura celular, aislamiento térmico y protección, además de sintetizar hormonas y procesar vitaminas.

Ácidos nucleicos: Son las moléculas biológicas que almacenan, transmiten y expresan la información genética entre los seres vivos. Los dos tipos principales son el ADN (Ácido desoxirribonucleico) que almacena la información genética, y el ARN (Ácido ribonucleico) que participa en la codificación.

Por su parte, los compuestos inorgánicos son:

Agua: Esencial para nuestra existencia, el agua cumple funciones de transporte, eliminación, regulación y lubricación en el cuerpo. Está formada por dos átomos de hidrógeno y uno de oxígeno (H2O).

Gases respiratorios: El oxígeno (O_2) es esencial para la producción de energía celular, mientras que el dióxido de carbono (CO_2) es el producto de desecho de este proceso. El nitrógeno (N_2) está presente en el aire y en los pulmones, aunque no participa directamente en la respiración.

Electrolitos: Son minerales con carga eléctrica que se disuelven en los líquidos de nuestro cuerpo, desempeñando funciones clave en nuestra fisiología. Los principales electrolitos incluyen el sodio (Na^+), potasio (K^+), calcio (Ca^{2+}), magnesio (Mg^{2+}), cloruro (Cl^-), bicarbonato (HCO_3^-) y fosfato (HPO_4^{2-}).

Capítulo 2

Movimiento humano

La comunicación interna de nuestro cuerpo se hace por medio de impulsos eléctricos. Estos impulsos son señales transmitidas por nuestros nervios y, a través de un muy sofisticado "cableado", el cuerpo es capaz de comunicarse entre sí para responder a los estímulos que procesamos.

Nuestro sistema nervioso, como un todo, lo podemos dividir en dos partes: Sistema Nervioso Central (SNC), y Sistema Nervioso Periférico (SNP). En el SNC encontramos el encéfalo y la médula espinal, mientras que en el SNP observamos dos grandes divisiones, los nervios sensitivos (aferentes) y los nervios motores (eferentes).

Los nervios sensitivos informan permanentemente al SNC sobre qué sucede dentro y fuera del cuerpo. Los nervios motores actúan enviando información desde el SNC a las distintas partes del cuerpo, respondiendo a las señales transmitidas por la unidad sensitiva. El sistema nervioso motor está dividido por el Sistema Nervioso Autónomo (SNA) y el Sistema Nervioso Somático (SNS).

El SNA, o de control involuntario, regula las funciones que ocurren sin que pensemos en ellas. Nuestra postura, la respiración, la digestión y el ritmo cardiaco son ejemplos de ello. El SNA se divide en dos ramas:

Sistema simpático (SNSp), o modo de acción/lucha/huida, está encargado, por ejemplo, de dilatar las pupilas para mejorar la visión, aumenta el ritmo cardiaco y la presión arterial, inhibe la digestión para ahorrar energía y libera adrenalina preparando al cuerpo para ejecutar un esfuerzo.

Sistema parasimpático (SNPsp), o modo de descanso/recuperación qué, por ejemplo, favorece la regeneración celular y la relajación, disminuye el ritmo cardiaco y la presión arterial, activa la digestión y la absorción de nutrientes, contrae las pupilas favoreciendo una visión relajada.

Por su parte, el sistema nervioso somático (SNS) permite el control consciente de nuestra percepción sensorial y movimientos, activando los músculos esqueléticos para generar movimientos. Nos permite sentir estímulos como temperatura, dolor o presión, funcionando con reflejos rápidos como el retirar de inmediato la mano de cualquier objeto muy caliente.

En general, el SNC integra toda la información aferente, seleccionando una respuesta adecuada e instruyendo a todo el cuerpo a ejecutar la acción apropiada. De este modo, el sistema nervioso integra una "red vital" que permite coordinación, comunicación e interacción de los tejidos y sistemas corporales entre sí, todo ello simultáneamente con el ambiente externo.

Sistema Nervioso Central

Llamamos **Encéfalo** al complejo órgano central de nuestro sistema nervioso. Lo encontramos en el cráneo controlando todas las funciones del cuerpo, desde nuestros pensamientos y emociones, hasta los movimientos y funciones automáticas como la respiración y el ritmo cardiaco.

Para nuestros propósitos, dividiremos el Encéfalo en 4 regiones:

Cerebro: Es la parte más grande y compleja del Encéfalo. Está formado por los hemisferios derecho e izquierdo, conectados por haces de fibras llamadas **cuerpo calloso,** permitiendo comunicación entre ambos hemisferios. Aquí se controla el pensamiento, la memoria, el aprendizaje, el lenguaje y la toma de decisiones.

Diencéfalo: Centro de integración sensitiva compuesto por el tálamo y el hipotálamo. Vital en el control motor. Todas las aferencias sensitivas, excepto el olfato, entran por el tálamo y son transferidas al área específica de la corteza.

El hipotálamo es el responsable de nuestra homeostasis, regulando muchos de los procesos que se ejecutan en el interior de nuestro cuerpo. Algunas de sus funciones son: regulación de la presión sanguínea, frecuencia y contractilidad cardiacas, balance hídrico y sed, apetito e ingesta de comida, ciclos sueño-vigilia, control neuroendocrino.

Cerebelo: Es el encargado crucial de todas nuestras actividades musculares. Coordinador del ritmo de las actividades motoras, suaviza la progresión rápida de un movimiento al siguiente. De otra manera, nuestros movimientos serían anárquicos y descontrolados.

La decisión de realizar un movimiento descansa en el cerebelo mientras toma notas permanentes de la información que procesamos. Basada en retroalimentación sensitiva mantiene la posición real del cuerpo en relación al entorno, elaborando planes de acción para producir movimiento creando las adaptaciones necesarias cuando se generan los cambios propios de la acción humana.

Tronco encefálico: Es responsable de mantener nuestras neuronas aferentes y eferentes intercambiando información de forma constante entre el encéfalo y la médula espinal. Entre sus funciones, encontramos que origina 10 de los 12 pares de nervios craneales, regula la respiración y las funciones cardiopulmonares, mantiene nuestro tono muscular y determina el estado de nuestra conciencia (sueño/vigilia). La médula espinal, su parte más caudal, está compuesta por tractos de fibras nerviosas que permiten la conducción de impulsos nerviosos en dos direcciones.

Las **fibras sensitivas** (aferentes), transportan señales nerviosas desde los receptores sensitivos (piel, músculos, articulaciones) hacia los niveles superiores del SNC, y las **fibras motoras** (eferentes), que transmiten potenciales de acción desde el encéfalo y la parte superior de la médula espinal hacia los órganos específicos.

Células, neuronas y átomos

Paso a paso vamos aprendiendo el complejo funcionamiento de nuestro metabolismo humano. Antes hemos explicado "los grandes sistemas" que lo integran, ahora nos centraremos en los elementos que integran cada estructura: las células, las neuronas y los átomos.

La célula, unidad básica de nuestra vida. Estructura fundamental de todos los organismos vivos. Varían en sus funciones dependiendo del tejido y organismo al que pertenezcan. Pueden ser células procariotas, carentes de núcleo como las bacterias, o, células eucariotas, con núcleo y organelas especializadas como los animales o vegetales.

Cumplen funciones de apoyo, soporte, movimiento, comunicación, metabolización celular, liberación de energía y herencia de información. Su estructura la integran: membrana celular, citoplasma, organelas y núcleo.

La neurona es un tipo especializado de célula dentro de nuestro sistema nervioso. Esta fibra nerviosa está compuesta por: cuerpo celular (soma), dendritas y axón. Su función principal es transmitir señales eléctricas y químicas, facilitando la comunicación entre las diferentes partes del cuerpo y el procesamiento de información en nuestro cerebro.

Entendemos que las neuronas son tejidos excitables por la capacidad que tienen de responder a varios tipos de estímulos y convertirlos en señal eléctrica o en impulso nervioso. De este modo encontramos unas sustancias químicas llamadas neurotransmisores, estos los utilizamos para establecer comunicación entre neuronas.

Finalmente, **los átomos**, las unidades básicas de lo que llamamos materia. Hablamos de las partículas más pequeñas de un elemento químico que conservan sus propiedades. Todo nuestro entorno está formado por átomos, desde el agua que ingerimos y el aire que respiramos hasta nuestro fascinante metabolismo. Un átomo está compuesto por: protones (+), neutrones (0), electrones (-).

Estos elementos se encuentran presentes en todos los niveles de nuestro organismo, participando en el equilibrio de todas sus funciones. Por ejemplo, si las neuronas no reciben los átomos adecuados de sodio y potasio no podrán generar impulsos eléctricos correctamente, afectando el funcionamiento del cerebro o los músculos. Así, los átomos forman moléculas, las moléculas forman células, las células forman tejidos y órganos, y las neuronas permiten la comunicación y regulación de los sistemas.

Los átomos proporcionan la materia prima, las células permiten la vida y las neuronas coordinan las funciones del organismo, asegurando que nuestros sistemas humanos trabajen eficientemente.

Sinapsis

La sinapsis es el método de comunicación entre neuronas. Una sinapsis es el sitio donde el potencial de acción se transmite de una neurona hacia el soma o las dendritas de otra. Esta puede ser de dos tipos: químicas o eléctricas, destacando que las señales que se transmiten de una neurona a otra pasan de ser eléctricas a químicas y luego vuelven a ser eléctricas.

La sinapsis incluye las terminales axónicas de la neurona que transmite el potencial de acción, receptores en la neurona a la que llega el potencial de acción y la ranura entre ellas.

El potencial de acción se transmite en una sola dirección, desde las terminales axónicas de la neurona presináptica a los receptores postsinápticos, de los que el 80-95% están ubicados en las dendritas de la neurona postsináptica.

Para este fin contamos con neuronas presinápticas, hendidura sináptica y neuronas postsinápticas. Donde las neuronas presinápticas son las que transmiten el potencial de acción, siendo sus terminaciones axónicas presinápticas.

Así mismo, del lado que se recibe la información, le podemos denominar neuronas postsinápticas, conteniendo receptores postsinápticos. Es interesante notar cómo las terminaciones axónicas y los receptores postsinápticos no entran en contacto entre sí, sino que están separados por un pequeño espacio llamado hendidura sináptica, lugar donde encontramos los neurotransmisores, encargados de transmitir la señal nerviosa según sea la estimulación procesada.

Cuando el impulso alcanza las terminaciones axónicas presinápticas, en la hendidura sináptica se liberan los neurotransmisores químicos que son difundidos hacia los receptores de la neurona postsináptica. Los receptores postsinápticos se unen a los neurotransmisores una vez atravesada la hendidura sináptica. En esta unión, se producen una serie de polarizaciones graduales, y si la polarización alcanza un umbral, se produce el potencial de acción donde el impulso se transmite con éxito a la siguiente neurona.

Potencial de acción e impulso nervioso

Previamente, mencionamos cómo las neuronas funcionan como tejido excitable que responde a todo tipo de estímulos, convirtiendo estos mensajes en impulsos nerviosos.

Un **impulso nervioso**, o descarga eléctrica, se considera una señal que se transmite de una neurona a otra que, finalmente, llega a un órgano específico, pudiendo ser este otra neurona o un grupo de fibras musculares.

Un potencial de acción es una despolarización rápida e importante en la membrana de la neurona. Todos los potenciales de acción comienzan como potenciales graduados. Cuando los estímulos son suficientes para causar una despolarización de por lo menos 15 a 20 mV, se logra producir un potencial de acción. El umbral de despolarización refleja el valor de voltaje de la membrana en la cual un potencial graduado se convierte en un potencial de acción. Si la despolarización no alcanza el umbral, no produce potencial de acción.

Nuestro sistema nervioso funciona por medio de señales eléctricas que dependen de las diferencias de voltaje en la membrana de las neuronas. Estas diferencias se producen por el movimiento de iones, y son fundamentales para la comunicación neuronal y el control del cuerpo.

El estado de inactividad eléctrica de una neurona o, cuando ésta no está transmitiendo señales, se le denomina potencial de membrana en reposo. Se mantiene gracias a la distribución desigual de iones dentro y fuera de la célula. El interior suele ser más negativo que el exterior (-70mV). Los factores que mantienen este estado son la bomba de sodio-potasio (Na+/K+ ATPasa), los canales de fuga de potasio y las proteínas aniónicas dentro de la célula. Su participación es vital para preparar a la neurona a responder rápidamente a estímulos y generar el potencial de acción cuando sea necesario.

Los **potenciales graduados** son pequeños y localizados cambios en el potencial de la membrana causados por todos los estímulos que procesamos. Se caracterizan por ser proporcionales a la intensidad del estímulo, estas se excitan (despolarizan) o se inhiben (hiperpolarizan) en nuestras membranas dendríticas para alcanzar el umbral de excitación necesario que genera un potencial de acción. Ejemplos de potenciales graduados son el efecto de la luz cambiando el voltaje en las neuronas de nuestras retinas o si presionamos nuestra piel se genera un potencial graduado más intenso en los receptores táctiles. Cuando estos umbrales alcanzan los potenciales de -55 mV, disparan un potencial de acción propagando la señal por todo el axón.

La **polarización** establece la comunicación interna base de nuestro metabolismo en reposo. Aquí la neurona está polarizada. Esto significa que el interior de nuestra célula es más negativa en comparación con el exterior. Nuestros "positivos" y "negativos" no son buenos o malos, son valores de referencia a las diferentes cargas que creamos con nuestro condicionamiento basal como respuesta neuronal a los estímulos procesados. Así generamos las señales eléctricas adecuadas para dichas reacciones. Aquí se crea la base de nuestro Mapa Mental, almacenamos y reforzamos patrones que determinan nuestra personalidad, carácter e identidad.

Dependiendo de los estímulos y la actividad de nuestras neuronas, la polarización cambia, dando lugar a procesos claves como:

Despolarización: o reducción de la carga negativa (más positiva), donde, si la despolarización alcanza el umbral -55 mV, dispara un potencial de acción.

Repolarización: o restablecimiento de la carga negativa. La neurona vuelve a su estado original de reposo luego de un potencial de acción, permitiendo restaurar la carga negativa interna (-70 mV).

Hiperpolarización: o aumento de la carga negativa, donde, en algunos casos, la neurona se vuelve más negativa de lo normal (debajo de -70 mV), causando que la neurona sea menos propensa a disparar otro potencial de acción.

Estos procesos son el punto de partida para nuestra comunicación neuronal. Sin ellos no habría actividad eléctrica en el sistema nervioso, lo que impediría cualquier movimiento, pensamiento o percepción.

Una correcta regulación de los mismos nos permite un buen rendimiento cognitivo, toma de mejores decisiones, eficiente gestión de la fatiga mental y física, mejorando nuestra coordinación neuromuscular así como nuestra velocidad de reacción.

Neurotransmisores y propagación

Hasta el momento, hemos analizado cómo se generan los impulsos nerviosos y cómo estos se transforman en un potencial de acción. Ahora veremos cómo es que estos viajan por las neuronas, por tanto, por todo nuestro cuerpo.

La **mielinización** y el **diámetro del axón** son elementos fundamentales que debemos considerar para comprender qué tan rápido un impulso nervioso puede atravesar el axón.

La mielinización se refiere a cómo los axones están mielinizados. Esto quiere decir que están cubiertos por una sustancia grasa que aísla la membrana celular. A estas células especializadas se les conoce como **células de Schwann**. La vaina de mielina es discontinua, a lo largo del axón muestra interrupciones entre células Schwann adyacentes, dejando al axón sin aislamientos en ciertos puntos. A estas interrupciones las llamamos **nodos de Ranvier.** Saltando de un nodo a otro, el potencial de acción viaja por la fibra mielinizada. A este proceso se le conoce como **conducción saltatoria**, una forma más rápida de conducción comparada con lo que ocurre con las fibras no mielinizadas.

Si observamos, de niños necesitamos un tiempo para desarrollar movimientos coordinados. Esto se debe a que el proceso de mielinización de las neuronas motoras periféricas lo iniciamos en los primeros años de vida y esto determina gran parte del destino de cada individuo.

La velocidad de transmisión del impulso nervioso está condicionada por el diámetro del axón o tamaño de la neurona. Las neuronas de mayor tamaño presentan menor resistencia al flujo de corriente localizado, por tanto, los impulsos nerviosos viajan con mayor rapidez comparado con las neuronas de menor tamaño. Consideremos que la velocidad de transmisión de impulsos nerviosos en fibras mielinizadas de gran tamaño puede ser de 100 m/s, es decir, 5 a 50 más rápida que en las fibras no mielinizadas del mismo tamaño.

Nuestros cerebros poseen millones de neuronas, y para que estas funcionen correctamente, se comunican entre sí por medio de **neurotransmisores**, mensajeros químicos que transmiten señales de una neurona a otra.

Estos mensajeros poseen diferentes funciones que actúan como el lenguaje del cerebro. Dependiendo del tipo de neurotransmisor que se libere, la reacción será excitatoria (activación) o inhibitoria (desactivación/calma). Esta dinámica está presente en nuestro estado de ánimo, energía, capacidad de concentración y adaptación frente al estrés.

Algunos de los principales neurotransmisores son:

Dopamina, neurotransmisor de la motivación y el placer. Está asociada con la sensación de recompensa, creatividad e impulso a alcanzar metas. Buenos niveles de dopamina nos hace sentir motivados, mientras que su deficiencia puede causarnos falta de energía o desinterés.

Serotonina, reguladora del estado de ánimo. Ayuda a sentirnos tranquilos, equilibrados y felices. Influye en el sueño y la digestión. Niveles bajos de serotonina pueden generar ansiedad o depresión.

Noradrenalina, chispa de la atención y reacción. Nos mantiene alertas y listos para actuar, sobre todo en situaciones de estrés o peligro. Su exceso puede causar ansiedad, mientras que su deficiencia puede hacernos sentir desmotivados.

Acetilcolina, clave para la memoria y el aprendizaje. Permite la concentración, el procesamiento de información y el control de movimientos. Deficiencias en ella causan dificultad para recordar cosas o coordinar nuestros músculos.

Ácido Gamma-aminobutírico (GABA), el freno del cerebro. Su principal función es relajar la actividad neuronal, permitiendo mantener la calma, evitando la sobreexcitación. Si GABA está en desequilibrio, podemos sentirnos nerviosos o tener dificultades para conciliar el sueño reparador.

Glutamato, el acelerador del pensamiento. Es nuestro neurotransmisor excitatorio más importante, nos ayuda a aprender rápido y procesar información de forma eficiente.

Cortisol, nuestro activador por excelencia. Nos ayuda principalmente a responder en situaciones de peligro o alta demanda. Cumple muchas funciones vitales, entre ellas modular la inflamación, controlar el azúcar en sangre, regular la presión arterial, el metabolismo de las grasas, proteínas y carbohidratos.

Los neurotransmisores trabajan juntos como una gran orquesta, encargados de armonizar las funciones de nuestro metabolismo.

Modificaciones y desequilibrios afectan directamente nuestra personalidad, capacidad cognitiva, toma de decisiones o rendimiento físico y mental.

Segunda parte

Neuroanálisis del "Ser"

Capítulo 3

La ciencia del "Yo"

Nuestro "Yo" cuántico

Los científicos habíamos dividido el mundo en materia y pensamientos, hoy lo dividimos en materia y energía. Estos pares se consideraban distintos uno del otro, pero son una misma unidad. Esta dualidad mente/materia conforma nuestra visión del mundo, que entendíamos como algo predeterminado, en el que poco o nada podíamos hacer para cambiar nuestros patrones de conducta, mucho menos poder hacer algo con nuestros pensamientos.

En la actualidad, comprendemos que somos parte de un inmenso campo invisible de energía que contiene infinitas realidades posibles y que responde a nuestros pensamientos, emociones y sentimientos. De esta manera viene a nuestra mente la pregunta: ¿Puedo entonces influir en mi campo energético creando mi propia realidad a voluntad?

Nuestro "Yo" cuántico es una definición obtenida por la unión de la mecánica cuántica, neurociencia y metafísica. La aplicación de este término permite comprender la flexibilidad de nuestra identidad y nuestra toma de decisiones.

Desde la mecánica cuántica tenemos fenómenos como la superposición y el efecto del observador, sugiriendo que nuestra realidad, y nuestras posibilidades, existen de múltiples e infinitas formas hasta que tomamos acción. Esto en neurociencia lo entendemos como neuroplasticidad, que es la capacidad de nuestro cerebro para adaptarse y reconfigurar su identidad a medida que crece, metabolizando todos los estímulos que procesamos y acumulamos de forma constante durante toda nuestra experiencia vital.

El "Yo" cuántico implica eliminar cualquier limitación para una sola versión de nosotros mismos. Podemos elegir conscientemente qué identidad activar en cada momento, desarrollar habilidades y mentalidades alineadas con nuestros objetivos.

Esta perspectiva significa dominar nuestra toma de decisiones, permitiéndonos desarrollar habilidades como la planificación estratégica, visualización de futuros deseados y entrenar nuestra mente para alinearla al máximo rendimiento. La identidad deja de ser algo fijo para convertirse en una construcción dinámica, moldeada por la intención y la acción.

¿Qué es el "Yo"? ¿Qué son los pensamientos?

Aristóteles, en su Metafísica, afirma que "todos los hombres por naturaleza anhelan saber", y nosotros por curiosidad propia lo reafirmamos, ya que desde tiempos antiguos la humanidad ha intentado definir qué es el "Yo".

En filosofía, hemos considerado el "Yo" un ente inmaterial. Mientras que, en la ciencia, hemos buscado explicarlo por medio de la biología y la psicología. La neurociencia ha demostrado que la autoconciencia emerge de la actividad de redes cerebrales específicas.

Aún seguimos sin resolver si el "Yo" es únicamente una construcción neuronal o si existe una dimensión más profunda. Esto abre la posibilidad de fusionar diversas disciplinas que nos permiten integrar el conocimiento que poseemos sobre el continuo análisis de la esencia que significa "Ser Humano".

Nuestro cerebro nos permite construir nuestra identidad. En conjunto, las regiones cerebrales activas en estado de reposo establecen una especie de "circuito" que "por defecto" está relacionado con la autorreflexión y la conciencia del "Yo".

Un elemento importante es la plasticidad neuronal. Esta crea modificaciones en nuestras conexiones cerebrales a lo largo de esta experiencia vital, lo que significa que nuestra identidad es dinámica, adaptable.

La percepción del "Yo" lo construimos a través de la memoria, la atención y las experiencias, sugiriendo que la identidad es más un proceso dinámico que una entidad fija.

Nuestra identidad es mental y corporal. El sistema nervioso regula nuestras emociones y reacciones fisiológicas, influyendo en cómo nos percibimos a nosotros mismos. La interocepción, es decir, la capacidad de sentir las señales internas del cuerpo (latidos del corazón o la respiración, etc.), tiene un papel fundamental en la construcción del "Yo".

Hormonas y neurotransmisores como la dopamina, la serotonina y el cortisol, afectan nuestra percepción de identidad y estabilidad emocional. Demostrando así cómo el "Yo" es una interacción constante entre cuerpo y mente.

El "Yo" lo podemos entender más allá de lo físico como una "proyección" de la mente en la "realidad". Desde esta perspectiva, la consciencia experimenta y moldea un mundo cuántico/metafísico.

Aceptando que el "Yo" es una construcción dinámica de nuestras percepciones, podemos expandirnos activamente mediante técnicas como la meditación, la visualización y modificación de creencias, abriendo la posibilidad de transformar nuestra identidad de forma dirigida.

Creación de realidad: energía y atención

Primero creíamos que los electrones orbitaban alrededor del núcleo como los planetas orbitan alrededor del Sol. Sin embargo, los físicos cuánticos han descubierto que es uno como persona que está observando las infinitesimales partículas del átomo cuántico afectando la conducta de la energía en la materia.

Los experimentos cuánticos demuestran que los electrones existen como infinitas probabilidades en un campo invisible de energía. Los electrones aparecen cuando el observador pone su atención en cualquier localización. Una partícula cuántica por sí misma no puede manifestar realidad en el espacio/tiempo como nosotros lo conocemos, hasta que ésta es observada.

En física cuántica, el fenómeno antes descrito se le conoce como "colapso de la función de onda" o "efecto observador". A nivel subatómico, la energía responde a nuestra atención, convirtiéndose en materia. Hay un punto concreto en el espacio/tiempo donde todas las posibilidades del electrón se colapsan en un "fenómeno físico".

Así, comprobamos cómo mente y materia son uno solo, intrínsecamente ligadas entre sí. Es nuestra mente subjetiva la que ejerce cambios perceptibles en el mundo físico objetivo.

Pensemos en lo siguiente: somos energía, nuestra mente moldea la energía con posibilidades infinitas como si de arcilla se tratara. Luego, si la materia está hecha de energía, tiene sentido que la conciencia ("mente") y la energía ("materia") estén tan íntimamente ligadas al punto de "Ser" lo mismo.

Mente y realidad están entretejidas. Nuestra conciencia (mente) afecta la energía (materia) porque nuestra conciencia es energía, y la energía tiene conciencia.

Somos suficientemente poderosos para influir en la materia porque somos energía con conciencia. Somos materia consciente.

Todo cuanto existe en el universo físico está compuesto de partículas subatómicas como los electrones. Este tipo de partículas, por naturaleza, cuando existen como puro potencial, se encuentran en estado de onda mientras no son observadas. En este estado son "todo" y "nada" hasta ser observadas. Por tanto, todo lo que existe en nuestra realidad física existe como puro potencial.

Si podemos imaginar cualquier acontecimiento en nuestras vidas, basándonos en cualquiera de nuestros deseos, esta realidad ya existe como posibilidad en el campo cuántico. Nuestra teoría sugiere que si nuestra mente puede influir en la aparición de electrones, también es capaz de influir en la aparición de posibilidades.

El deseo sincero de querer aprender cosas nuevas y el esfuerzo consciente sostenido permiten usar nuestras mentes como el observador que somos, capaces de, ahora mismo, colapsar partículas cuánticas, organizando una infinidad de ondas subatómicas de probabilidades en una situación "física" que llamamos experiencia vital.

Los 3 cerebros: Ser-Pensar-Actuar

Cualquier movimiento lo generamos desde los pensamientos. Creamos al instante circuitos neuronales que reflejan lo que pensamos. Al cerebro lo que más le estimula es adquirir conocimientos por medio del aprendizaje de nuevas experiencias conscientes.

Procesamos información de forma permanente, intercambiamos miles y millones de datos con el entorno. Nuestro cerebro es el mejor superordenador que existe. Analiza, examina, identifica, extrapola, clasifica y archiva información, recuperándola cuando se necesita.

Para la comprensión de esta teoría, consideramos fundamental conocer la configuración básica del cerebro y entender cómo nuestras neuronas actúan estableciendo relaciones duraderas, ya que, las células nerviosas que se activan juntas, se conectan juntas.

La neurociencia afirmaba que, después de la infancia, las estructuras del cerebro apenas cambiaban. Hoy, descubrimientos recientes nos revelan que en la adultez muchos aspectos del cerebro y del sistema nervioso pueden cambiar estructuralmente, como ocurre en el aprendizaje, la memoria y la recuperación de lesiones cerebrales.

Las propiedades de la neuroplasticidad son tan grandes que permiten crear y sentir todo lo que percibimos, es la capacidad del cerebro para renovarse y formar nuevos circuitos a cualquier edad.

Para que esto suceda, poseemos 3 estructuras cerebrales clave: la **neocorteza**, el **cerebro límbico** y el **cerebelo,** cada uno cumpliendo un rol específico de lo que interpretamos, sentimos y respondemos

La neocorteza, nuestro "cerebro pensante", es la parte más avanzada de nuestro cerebro. Se encarga del pensamiento lógico, la planificación y la creatividad. Aquí generamos el lenguaje, la toma de decisiones y nuestra capacidad para visualizar escenarios futuros.

Representa un puente entre la información y la conciencia, nos permite interpretar el mundo con análisis y estrategia.

El cerebro límbico, nuestra "mente emocional", es el centro de nuestras emociones, memoria y aprendizaje. Influye directamente en cómo reaccionamos ante los estímulos regulando el miedo, la motivación y la conexión social. Su capacidad para asociar emociones con eventos es clave en la formación de hábitos y comportamientos automáticos.

El cerebelo, nuestra "mente inconsciente y automática", actúa como nuestro sistema operativo almacenando patrones de comportamiento. Nos permite ejecutar acciones sin esfuerzo consciente. Se encarga del movimiento, coordinación y procesos autónomos de nuestro metabolismo. Todo lo que repetimos con suficiente frecuencia lo grabamos aquí, convirtiéndose en parte de nuestra identidad fisiológica.

Esta estructura cerebral define nuestra percepción de la materia, condicionando nuestra interacción con la realidad. La neocorteza da sentido, el cerebro límbico asigna valor emocional y el cerebelo lo convierte en acción automática.

Capítulo 4

Polarización

Somos la manifestación de procesos neurobiológicos en los que la polarización celular concentra la esencia misma de nuestra conciencia e identidad.

Nada en nosotros funciona por azar. Poseemos una estructura perfectamente organizada donde la polarización dirige la transición de la materia a la percepción.

En neurociencia, comprendemos este fenómeno como la base sobre la cual emergen nuestros pensamientos, conductas y formas de interpretar la realidad. La Programación Neurolingüística (PNL) refuerza este principio. La PNL demuestra cómo los estímulos que recibimos, sostenemos y acumulamos en el tiempo moldean nuestra percepción de la realidad.

Nuestra ingeniería cognitiva permite diseñar esta arquitectura mental, optimizando la plasticidad neuronal, condicionando la manera cómo interactuamos con el mundo.

La psicofisiología, por su parte, revela que la polarización regula nuestras emociones, respuestas hormonales, sensibilidad, gustos, inclinaciones y preferencia a determinados estímulos.

El plano metafísico nos invita al siguiente planteamiento: si la polarización del Ser es el punto donde la biología y la conciencia convergen, ¿es allí donde se origina lo que llamamos "Yo"?

¿Es nuestra identidad el resultado de un proceso físico o es la intersección entre materia y algo que va más allá de ella?

Comprende el territorio

En nuestra mente, cada uno de nosotros tiene el convencimiento que su realidad es absoluta, y la única posible. Lo cierto es que cada Mapa es totalmente distinto, actuando como si fuéramos la única posibilidad que existe.

Nuestro sistema por naturaleza así nos lo indica. Tendemos a confundir nuestras propias experiencias subjetivas frente a la realidad total, limitando nuestra capacidad de pensar para tomar decisiones en situaciones posteriores.

Cada Mapa es útil e importante. Está presente en cada contexto determinado de cada humano que lo está utilizando. ¿Cuántas veces hemos pensado después de pasado un tiempo que pudimos haber tomado otras decisiones? En esos momentos, como ahora, hacemos lo que nuestro Mapa subjetivo de la realidad total nos dice qué es lo mejor que debemos pensar para este instante presente.

Todos los humanos tenemos nuestro propio Mapa creado por nuestra genética, cultura en la que nos desenvolvemos, creencias propias, historia personal y el diálogo interno que sostenemos. Nuestro Mapa crece junto con nosotros. Es su uso lo que marca la diferencia en la percepción individual que tenemos de lo que todos llamamos "realidad".

Identificando nuevos recursos, nuevas creencias, capacidades, habilidades y comportamientos, ampliamos nuestro Mapa del mundo. Esto nos acerca a uno de nuestros objetivos: comprender y controlar nuestros pensamientos.

Si, todos estamos en la capacidad de crear nuestros propios Mapas, ahora mismo lo estamos haciendo. Podemos cambiar, ampliar y enriquecerlos. Cuantas más posibilidades, alternativas, recursos, habilidades y capacidades desarrollemos, más rico y útil convertimos nuestro Mapa para cualquier circunstancia.

Aquí, por ejemplo, desaprendemos el concepto de "fracaso". Como vemos, sólo existe intercambio constante de energía y aprendizaje. Quitamos la atención y removemos el concepto de la etiqueta “fracaso”, para concentrarnos en los resultados deseados.

Recordemos, dónde enfocamos nuestra imaginación, enfocamos nuestra energía creando “materia”. Si nos concentramos en los resultados deseados, podremos aprender a construir nuevas maneras de actuar.

Tendemos a confundir nuestros comportamientos con nuestra identidad. Nos comportamos según quienes creemos que somos. Nuestra identidad es la que condiciona nuestros actos. Conviene aprender a diferenciar lo que hacemos de lo que somos. Toda conducta tiene una “intención positiva” para el que la ejecuta.

Pensemos por un momento. En cada instante los humanos actuamos lo mejor que sabemos hacerlo, decidimos la mejor opción que tenemos para nosotros mismos.

Debemos incluir nuestro comportamiento en el contexto donde se produce la decisión. Normalmente esta intención positiva o ganancia secundaria hace referencia a protección, evitar dolor, ser aceptados, sentirnos seguros, preservarnos de algo, etc.

Siempre estamos comunicando información. La comunicación es la base fundamental de cualquier relación humana. Cualquier comportamiento, gesto, postura o lenguaje es comunicación. Esta tiene dos canales de manifestación: **consciente** e **inconsciente.**

El consciente es nuestra estructura superficial expresada por el lenguaje, lo utilizamos para comunicar el contenido de nuestro inconsciente, estructura profunda compuesta por lo que llamamos emociones, sentimientos y recursos personales.

Los humanos podemos descubrir y aprender a usar nuestros propios recursos para crear Mapas deseados si así nos lo proponemos.

Leyes Mentales

Transformación y cambios son procesos continuos en nuestros sistemas de vida, siempre buscando equilibrio y armonía. Esto es un proceso de intercambio permanente entre mente/universo.

Cualquier idea activa nuestra fisiología. Estudios realizados lo demuestran, y nos damos cuenta por nuestros propios medios (interocepción) cómo cualquier pensamiento afecta todo nuestro metabolismo.

En determinadas circunstancias percibimos cómo nuestra respiración cambia, el corazón se agita, volviéndonos tensos o calmados según sea la idea que tenemos del fenómeno. Cualquier emoción afecta los distintos niveles orgánicos, instalándose en el inconsciente provocando síntomas psicosomáticos.

Lo que esperamos se vuelve realidad. Comprendamos lo siguiente: los pensamientos, las palabras que usamos y la actitud que disponemos para cada contexto determinan nuestras circunstancias vitales.

Teniendo presente que somos energía, y que aquello en lo que nos enfocamos lo convertimos en materia, seremos capaces de ajustar estos elementos para redireccionar nuestros enfoques mentales, alineándolos con lo que realmente nos interesa. Este fenómeno recibe el nombre de profecía autocumplida.

El tiempo, una unidad de medida que, como la conocemos, no aplica para nuestra mente. Los pensamientos no entienden el tiempo, desconocen este hecho. ¿Por qué lo afirmamos? Nuestra imaginación es uno de nuestros recursos más poderosos, sino el que más, y si nos fijamos, nuestros pensamientos van en una sola dirección, en el ahora, moviéndose hacia adelante, o lo que entendemos como futuro. Nunca hemos visto a un humano pensando hacia el pasado. El flujo de energía marca una sola dirección aparente.

Si pensamos en un limón, a nuestra imaginación viene su imagen, mientras salivamos. Como podemos apreciar, la sola idea del objeto provocó un conjunto de reacciones que nuestro organismo dispara sin siquiera tener el objeto mencionado físicamente. Con este ejemplo, vemos en acción el poder de nuestra imaginación y cómo la mente es indiferente al tiempo, haciéndonos reaccionar aquí y ahora a lo que estamos mencionando.

Primero pensamos, luego creamos.

Levantemos la mirada, contemplemos como todo lo que observamos, escuchamos y sentimos, antes de existir, primero fue imaginado.

Ideas opuestas sostenidas en el tiempo generan conflictos. Somos energía, como tal no existe bien ni mal, somos los mismos humanos quienes asignamos ese valor a nuestras expresiones. De ninguna manera se puede generar un estado mental de salud y abundancia si creemos firmemente que el merecimiento de riqueza es un mal.

Los pensamientos son pensamientos, necesitan ser expresados y descritos para comprender la visión interna que se crea en la perspectiva del observador. Bajo ningún punto se está equivocando o fallando, está comunicando. Que nos falte determinada información al comunicar, o que nosotros interrumpamos, juzguemos y querramos imponer nuestro Mapa “teniendo razón”, eso ya es otra historia. Todos describimos partes distintas del mismo elefante.

Las ideas aceptadas en nuestro inconsciente permanecen en nosotros hasta que las reemplazamos con otras diferentes. En las primeras etapas de nuestra experiencia vital nos embarazamos de esas ideas aceptadas que, con el tiempo, se vuelven nuestras creencias. Creencias que establecen nuestros patrones habituales de pensamiento y conducta.

Lo que pensamos es lo que creemos, lo que creemos es lo que creamos.

Cualquier idea implementada emocionalmente causa cambios orgánicos en nuestro metabolismo. Los pensamientos sostenidos en el tiempo impactan nuestra neuroplasticidad, generando las adaptaciones requeridas.

Nuestras emociones, además de abstractas, son estímulos biológicos que moldean nuestra estructura y funciones corporales. Según la alteración de nuestros estados, así veremos afectada nuestra mente, la estructura bioquímica de nuestro cerebro, la regulación de nuestro sistema hormonal y las respuestas inmunológicas.

Enfoques negativos afectan nuestra salud, generando estados de inflamación, enfermedades crónicas y mal funcionamiento del cuerpo. Por su parte, enfoques positivos fortalecen nuestro cuerpo, mejoran la regeneración celular, reducen el estrés y favorecen el bienestar general.

Cuerpo y mente están conectados, son una misma entidad indisoluble, esto permite experimentar las percepciones como lo hacemos, ejecutando las adaptaciones fisiológicas que conlleva cada circunstancia.

Flexibilizar y ampliar nuestro Mapa produce más cambios a la vez. A más cambios producidos, más flexibles volvemos nuestro Mapa, mientras se va expandiendo. Cuantos más cambios de ideas llevemos a la práctica, menos resistencias habrá en nuestros sucesivos cambios, generando un estado de fluidez.

El inconsciente opera bajo principios distintos de la mente consciente. Cuanto más esfuerzos conscientes realicemos, menor es la respuesta del inconsciente. Intentar reforzar el control consciente sobre procesos inconscientes a menudo genera resistencias o bloqueos.

La mente inconsciente ejecuta millones de funciones automáticas (emociones, instinto, hábitos, reacciones), mientras que nuestra mente consciente tiene un papel más analítico y racional. Intentar suprimir emociones o pensamientos con pura voluntad consciente resulta inefectivo e incluso contraproducente.

La percepción que tenemos del mundo está filtrada por nuestras creencias, experiencias vividas y programación inconsciente. En hipnosis, meditación y aprendizaje motor, soltar el control consciente permite al cuerpo y la mente actuar con mayor fluidez. Sucede como en "psicología inversa" donde, por ejemplo, no pensar en un elefante blanco refuerza el esfuerzo consciente de querer evitar pensar en el objeto de enfoque. Estamos diseñados para automatizar la idea de nuestra versión consciente, subjetiva y personalizada de la realidad.

Estado nervioso del Ser

Comprendemos el "Ser", o "Yo Soy", como la esencia fundamental de la existencia humana. Suma la combinación de nuestra conciencia, identidad y experiencias. Nos define como individuos en un tiempo/espacio determinados.

Desde una perspectiva neurocientífica, el Ser emerge de la actividad del sistema nervioso central, donde integramos la información sensorial, memoria, emociones y pensamientos.

Generamos la percepción de realidad y lo que entendemos por autoconciencia. Somos el resultado de patrones neuronales que procesan nuestra experiencia del mundo e interpretan los estímulos con los que nos definimos.

Una visión filosófica del Ser la describe como aquello que trasciende la materia, definiendo la existencia más allá de lo puramente biológico. En este sentido, el Ser es una interacción permanente entre cuerpo/mente, influenciada por el entorno, la cultura y nuestras experiencias subjetivas.

Hasta aquí hemos visto cómo la polarización nerviosa se refiere a la carga eléctrica base que genera potencial de acción en nuestro metabolismo. Esto representa un estado que podemos considerar predominante a nivel nervioso del Ser.

Cuando nos referimos a **Estado nervioso del Ser**, hablamos de la condición bioquímica base en la que se encuentra nuestro sistema nervioso producto de la memoria sináptica del metabolismo. Esta condición viene determinada por la interacción entre la actividad neuronal, la acumulación e interpretación de estímulos sensoriales (externos e internos), las emociones y el equilibrio electroquímico de nuestro organismo.

Este estado influye en nuestra percepción de la realidad, toma de decisiones, regulación emocional y respuesta física del cuerpo ante diferentes situaciones.

Podemos identificar cuatro niveles:

Alerta y activación: manifiesta una alta actividad del sistema nervioso simpático, liberando sobre todo noradrenalina y cortisol, lo que permite tener mayor atención al fenómeno que estamos experimentando, mejora la rapidez en los reflejos y las respuestas al estrés.

Calma y relajación: predominio del sistema nervioso parasimpático. Reduce la frecuencia cardiaca y la tensión muscular. Da sensación de tranquilidad, recuperación y regeneración celular.

Confusión y sobrecarga: se manifiesta por exceso de estímulos sin integración adecuada. Presenta fatiga mental y emocional, generando ansiedad, agotamiento y respuestas erráticas.

Plenitud y flujo: nos referimos a la sincronización óptima entre los sistemas nervioso, hormonal y muscular. En plenitud alcanzamos mayor rendimiento cognitivo y físico, así mismo sensación de fluidez con los fenómenos y control total de las acciones.

El Estado nervioso del Ser refleja cómo nuestro cerebro, actividad del sistema nervioso central y metabolismo se han adaptado para responder estímulos. Influyendo en nuestra percepción, toma de decisiones y regulación emocional.

Este estado varía según el equilibrio entre el sistema nervioso simpático y parasimpático, determinando si el cuerpo se encuentra en alerta, relajación, confusión o flujo óptimo.

Cuando predomina la actividad simpática, el organismo se prepara para reaccionar con rapidez, liberando cortisol, aumentando la frecuencia cardiaca en reposo, mientras que la activación parasimpática promueve la calma, la recuperación y el bienestar.

Nuestro Ser nervioso es afectado por el estrés crónico, la fatiga y el exceso de estímulos. Si comprendemos estos estados, podremos optimizar las funciones cognitivas y sus respuestas emocionales, aumentando nuestra eficiencia mental en cualquier ámbito de la vida.

¿Una luz de esperanza?

El sistema nervioso humano es un organismo dinámico en constante adaptación. Los estímulos que recibe los registra como experiencias, pensamientos y emociones. Su conjunto genera respuestas electroquímicas en el cerebro que, cuando se repiten de manera sostenida e indefinida, moldean el condicionamiento de nuestra personalidad, cognición y percepción general.

Nuestra personalidad es dinámica, una construcción neurobiológica basada en la repetición de patrones de pensamiento, emociones y comportamientos. El principio de **neuroplasticidad** nos demuestra que nuestro cerebro cambia físicamente en función al uso y estímulos que procesamos.

Si una persona experimenta constantemente estados de estrés, ansiedad o miedo, su cerebro refuerza las redes neuronales asociadas a estas emociones, haciéndolas predominantes en el Ser nervioso.

Por el contrario, el entrenamiento mental dirigido permite fortalecer las redes neuronales relacionadas con la resiliencia, confianza y creatividad, brindándonos recursos para enfrentar la vida con propósitos. Así es cómo los estímulos moldean nuestra personalidad, así creamos memorias sinápticas.

Ahora nos preguntamos, ¿cómo es que nuestros pensamientos afectan nuestra salud?

Los estados mentales son experiencias subjetivas que tienen correlato fisiológico que afecta orgánicamente nuestro metabolismo. El estrés crónico, por ejemplo, polariza de forma sostenida el sistema nervioso simpático, liberando cortisol, suprimiendo el sistema inmunológico y generando inflamación. Esta respuesta prolongada puede desencadenar enfermedades cardiovasculares, trastornos autoinmunes, enfermedades digestivas, e incluso cáncer.

A la inversa, estados mentales positivos como la gratitud y la paz interior promueven la regeneración celular, fortalecen nuestro sistema inmunológico y optimizan nuestra función orgánica.

Comprendiendo que nuestro cerebro es un ente dinámico, moldeable orgánicamente, se hace evidente que nuestra salud está determinada, en gran medida, por nuestras percepciones y respuestas aprendidas.

La neuroplasticidad nos da la capacidad de reconfigurar nuestras redes neuronales, transformando nuestros hábitos de pensamientos, modificamos nuestra biología a conveniencia.

Desde este enfoque, prevenir y revertir enfermedades se vuelve posible gracias a un proceso de reeducación mental, creyendo que el entrenamiento del sistema nervioso puede ser tan efectivo como un tratamiento farmacológico.

Los humanos somos el resultado de nuestra genética, estímulos y percepciones procesadas. Si el origen de las enfermedades está en la mente, la clave para la buena salud está en la misma.

Capítulo 5

Resultados en tubos de ensayo

Comunicación y toma de decisiones

La comunicación es un intercambio constante de información. Puente metafísico entre creación y realidad. Cada palabra, gesto y movimiento manifiestan algo, generando reacciones en nuestros cerebros.

Cada uno de nosotros procesa información utilizando una mezcla de estos medios:

Visual, aprendemos con imágenes, gráficos y videos.

Auditivo, retenemos información por medio de la escucha y el diálogo.

Kinestésico, para aprender nos involucramos físicamente en la experiencia.

Lectoescrito, consolidamos el conocimiento mediante la lectura y la escritura.

Estos canales se combinan entre sí para maximizar la eficiencia de nuestra experiencia vital en la interacción aprendizaje/comunicación.

Desde la neurociencia, estimamos que el impacto de un mensaje se divide en tres componentes fundamentales:

Comunicación verbal (7%), contenido explícito de las palabras. Aunque en apariencia tiene menor impacto en nuestra comunicación global, su precisión es fundamental para estructurar ideas.

Comunicación paraverbal (38%), se refiere al tono de voz, ritmo, volumen y entonación. La manera cómo decimos algo cambia completamente su significado.

Comunicación física (55%), involucra lenguaje corporal, posturas, expresiones faciales y gestos. Es la parte más influyente en la codificación del mensaje.

Nuestra comunicación ocurre más allá de las palabras. Nuestros patrones de pensamientos, creencias y emociones están directamente conectadas con nuestras expresiones, entrelazadas entre sí, determinando cómo nos autopercibimos, cómo somos percibidos y cómo interactuamos con la realidad.

Lo que pensamos y expresamos moldean nuestras proyecciones mentales, por tanto, nuestra toma de decisiones. Tomar decisiones es un proceso cognitivo basado en la integración de información y evaluación de opciones.

El cerebro sigue cuatro fases clave:

Percepción y reconocimiento, activa la corteza prefrontal identificando la necesidad de decidir.

Evaluación de opciones, analiza riesgos y beneficios con la ayuda del sistema límbico (emociones) y la corteza prefrontal (razón).

Elección y acción, ejecuta decisiones basadas en evaluación previa.

Retroalimentación y aprendizaje, evalúa los resultados reajustando los futuros comportamientos.

El 93% de nuestra comunicación está basada en la expresión físico paralingüística de las palabras. Estas, junto a la tonalidad que usamos, se establecen como comandos en nuestros cerebros, configurando nuestra mente y la de los demás de forma paralela y constante.

Hábitos y aprendizaje

Con suficiente repetición, creamos hábitos que automatizamos en nuestros ganglios basales, reduciendo la carga cognitiva y aumentando nuestra eficiencia.

Nuestros hábitos son el resultado de decisiones repetidas y reforzadas en el tiempo, la mayoría de ellas aprendidas desde nuestra más tierna infancia.

El circuito de los hábitos en nuestro cerebro pasa en el orden de estas 4 etapas:

Señal, estímulo que activa el desencadenante neurobiológico que inicia el hábito.

Anhelo, impulso neuroquímico que dispara el deseo de realizar el hábito. Es una acción aprendida que responde a la señal.

Respuesta, acción fisiológica y motora, ejecución del hábito en sí.

Recompensa, o reforzador. Es el resultado que determina si reforzamos o debilitamos el hábito.

El aprendizaje humano es un fenómeno complejo, involucra estructuras neurobiológicas, patrones conductuales y perceptivos que nos permiten adquirir, almacenar y aplicar conocimientos.

El aprendizaje, además de ser un proceso mecánico, es una expansión de la conciencia.

A lo largo de nuestra vida utilizamos diferentes canales de aprendizaje y expresión. Ahora sabemos que el cerebro cambia y se adapta a patrones de pensamiento, estilos de comunicación y toma de decisiones, definiendo nuestra identidad.

El aprendizaje es la capacidad que posee nuestro cerebro para modificar sus conexiones neuronales en respuesta a experiencias y estímulos. Este proceso se basa en la neuroplasticidad. Permite la formación y consolidación de nuevas redes neuronales.

Identificamos:

Aprendizaje asociativo, se da cuando conectamos una experiencia con un resultado (condicionamiento clásico y operante).

Aprendizaje observacional, gracias a las neuronas espejo, permite aprender modelando el comportamiento de otros.

Aprendizaje experimental, la repetición y la emoción fortalecen la memoria, facilitando la retención de información.

La Programación Neurolingüística (PNL), nos aporta una estructura de cuatro fases que describe cómo adquirimos habilidades y conocimientos:

1. **Incompetencia inconsciente**, desconocemos que desconocemos. En esta fase somos ajenos a nuestra falta de conocimiento o habilidad.
2. **Incompetencia consciente**, descubrimos nuestra falta de habilidad, tomamos conciencia de lo que necesitamos aprender. Aquí aparece la resistencia

inicial, este cambio requiere un esfuerzo mecánico consciente.

3. **Competencia consciente**, aplicamos lo aprendido con esfuerzo mecánico consciente. Ocupamos concentración y repetición consciente hasta que el conocimiento se interioriza.
4. **Competencia inconsciente**, hemos convertido el aprendizaje en un hábito automático. Ejecutamos la habilidad sin pensar en ella.

Cada fase de aprendizaje es un nivel de transformación personal, son procesos de integración entre lo conocido y lo desconocido.

La ilusión del tiempo

Nuestra mente humana opera bajo principios neurobiológicos que determinan nuestra percepción, comportamiento y rendimiento.

Tres factores clave influyen en nuestra capacidad de adaptación y desempeño: enfoques mentales, proyecciones y locus de control. Estos procesos son regulados por estructuras cerebrales específicas, y comparten un rasgo fundamental: nuestra mente es atemporal, es indiferente al pasado, presente o futuro. Respondemos a estímulos sin una conciencia real de lo que llamamos “tiempo”.

Nuestro enfoque mental define cómo interpretamos la realidad, adaptándonos a los desafíos. Estos procesos dependen de la interacción entre la corteza prefrontal, responsable de nuestra planificación/toma de decisiones y, el sistema límbico, encargado de nuestra regulación emocional.

Una mentalidad de crecimiento favorece la neuroplasticidad, permitiendo la mejora continua a través del aprendizaje. Una mentalidad fija limita la adaptación, está vinculada a patrones de activación repetitivos que refuerzan las creencias restrictivas.

El Sistema de Activación Reticular (SAR), filtra la información que nuestros sentidos captan del entorno, creando nuestra ventana de consciencia. Este envía una parte de la percepción a nuestro centro de atención que, junto a nuestras expectativas y emociones, moldean el mundo que estamos percibiendo ahora mismo.

Las proyecciones mentales nos permiten anticipar escenarios y estructurar nuestra percepción de la realidad. A nivel neurocientífico, la corteza prefrontal, y el hipocampo, operan en conjunto para recrear experiencias futuras de la misma manera que almacena recuerdos pasados. Esto implica que nuestra mente es indiferente entre lo que ha ocurrido y lo que nos imaginamos con suficiente intensidad.

La memoria prospectiva utiliza datos previos para simular eventos. Esto afecta directamente nuestra toma de decisiones. Por su parte, la dopamina, neurotransmisor clave en nuestra motivación y recompensa, influye en nuestra capacidad para sostener los esfuerzos hacia metas proyectadas. Una persona que visualiza una acción con suficiente realismo activa los mismos circuitos motores que cuando la ejecuta físicamente.

Nuestra percepción de poder personal viene determinado según nuestro grado de locus de control. El locus de control lo entendemos como el nivel de responsabilidad que cada uno de nosotros atribuye sobre su vida.

Este proceso involucra regiones cerebrales como la corteza prefrontal dorsolateral, que permite la regulación del comportamiento basado en la autoevaluación, junto a la amígdala, responsable de nuestras respuestas emocionales instintivas.

El locus de control externo genera dependencia del entorno, mayor vulnerabilidad al estrés e incertidumbre. El locus de control interno, por su parte, refuerza la resiliencia y autogestión, optimizando nuestro rendimiento.

El entrenamiento mental dirigido permite fortalecer el locus interno, promoviendo mayor estabilidad emocional y confianza en la toma de decisiones.

Nuestras mentes permanecen en un Estado de "No Tiempo". El tiempo es una unidad de medida muy útil y necesaria para organizar nuestra realidad, sin embargo, es una variable que nuestro cerebro registra de manera inconsciente.

Nuestras estructuras neurales responden como un reflejo automático a los estímulos sin distinguir si pertenecen a lo que consideramos pasado, presente, futuro, materia o imaginación.

Un recuerdo evoca las mismas respuestas fisiológicas y emocionales que la experiencia original. Una proyección bien construida genera efectos neurobiológicos reales, como la activación de redes motoras o secreción de neurotransmisores. Mientras que la neuroplasticidad permite la reconfiguración de patrones cognitivos sin una referencia temporal fija.

Lo que repetimos con suficiente intensidad, lo convertimos en una realidad para nuestro cerebro.

Comprender el "No Tiempo" permite aprovechar al máximo nuestra programación mental. Cualquier individuo que de forma consciente domine su enfoque, regule sus proyecciones y controle sus locus de control será capaz de moldear su realidad de manera efectiva, trascendiendo la ilusión del tiempo y optimizando su desempeño.

Ciencia de la Fe aplicada

Considerando lo antes explicado, lo que conocemos como "Fe" va más allá de ser una creencia mística o religiosa.

Nosotros le llamamos Fe aplicada, la comprendemos como procesos cognitivos y neurológicos que influyen directamente en la construcción de nuestra realidad personal.

Podemos entender Fe como la capacidad permanente que nuestro cerebro tiene para proyectar de forma sostenida la visión del mundo que percibimos.

Con suficiente intensidad, la Fe aplicada permite alterar nuestra percepción de la materia, la toma de decisiones y los procesos fisiológicos asociados a nuestras conductas.

El cerebro humano está diseñado para operar en función de expectativas y predicciones.

Cuando "tenemos Fe en algo", ajustamos nuestro sistema nervioso para alinear nuestra fisiología con esa expectativa.

La corteza prefrontal es responsable de la planificación y toma de decisiones. Cuando una creencia es sostenida con convicción, esta área del cerebro genera respuestas electro nerviosas coherentes con dicha creencia. Mientras que la dopamina, neurotransmisor clave en la motivación y el refuerzo positivo, se libera en mayor cantidad cuando el cerebro percibe que una acción es alcanzable, fortaleciendo nuestro comportamiento dirigido hacia esa conducta deseada.

La Fe aplicada está íntimamente ligada a la profecía autocumplida. Definiendo profecía autocumplida como el cumplimiento del resultado esperado y generado gracias al alineamiento biológico de nuestro comportamiento frente a la realidad.

Considerando que la mente es atemporal y que, como observadores cuánticos, la visión de la realidad que creamos en nuestro interior, sostenida en el tiempo, configura nuestro cerebro para operar desde esa realidad, sin importar si el resultado está ocurriendo en el universo material o en el universo de las ideas.

Aquí entra el papel fundamental del lenguaje para nuestra comprensión de la Fe aplicada.

Lo que llamamos "palabras", son símbolos, formas y figuras que funcionan como comandos que programan nuestra percepción y conducta. Decir "soy capaz", en lugar de “voy a intentar”, genera respuestas neurológicas diferentes. Las afirmaciones repetitivas crean rutas neuronales más fuertes, facilitando la internalización de la creencia.

La Fe aplicada requiere liberarse de las etiquetas aprendidas ya que estas condicionan nuestra identidad. La perspectiva de la No Etiqueta, en línea con el concepto de No Tiempo, nos permite desprendernos de las narrativas, principalmente las limitantes, reconfigurando la forma cómo percibimos el mundo y nuestro potencial. La neuroplasticidad permite cambiar estas estructuras mentales con suficiente repetición y emoción asociada.

La Fe aplicada es una integración de procesos neurológicos donde la imaginación, el lenguaje y nuestra biología operan juntos para materializar una realidad deseada. Comprender estas propuestas nos permite tomar control consciente de nuestro desarrollo personal, alcanzando niveles óptimos de rendimiento y bienestar.

Profecía autocumplida

Nuestra mente opera en un sistema altamente moldeable. Las “palabras” que usamos actúan como comandos que condicionan nuestra experiencia vital.

Cada creencia moldea la realidad que vivimos todos.

Es muy interesante comprender el poder de la profecía autocumplida sobre nuestra programación mental, su relación entre el lenguaje, la atemporalidad y cómo aplicamos las etiquetas en nuestro Mapa.

Los pensamientos son manifestaciones abstractas dentro de nuestra mente con base neurobiológica que los convierte en un modelo de acción metafísico para nuestro cerebro.

Cuando pensamos en algo con suficiente intensidad, nuestro sistema nervioso comienza a actuar como si esa realidad "estuviera ocurriendo".

La profecía autocumplida ocurre cuando nuestras creencias y expectativas afectan nuestro comportamiento de tal manera que terminan generando la realidad que anticipamos dentro de nosotros.

Si creemos que "no vamos a fallar", nuestro cerebro genera señales de estrés y activación en la amígdala, aumentando la probabilidad de cometer errores. Por su parte, si creemos que somos capaces, el córtex prefrontal toma el control, optimizando la toma de decisiones y nuestra confianza en la acción. Este proceso demuestra que además de experimentar la realidad, la construimos activamente con nuestros pensamientos y enfoques mentales.

En los lenguajes, las palabras son etiquetas y comandos mentales que generan respuestas neurológicas inmediatas. Nuestro cerebro no distingue entre lenguaje externo e interno, ambos son interpretados como realidades procesables.

Frases del tipo "soy malo en esto", causan inhibición en los circuitos de aprendizaje, mientras que decir "lo estoy aprendiendo", mantiene activas las rutas de neuroplasticidad.

Las palabras que conocemos definen nuestros límites y potenciales de acción, activan estructuras como el córtex prefrontal, el hipocampo y el sistema límbico, desencadenando emociones y estados fisiológicos acordes con nuestras afirmaciones.

Desde nuestra más tierna infancia, aprendemos a usar etiquetas que automatizamos para facilitarnos la existencia. "Inteligente", "paz", "belleza", "hogar", y cualquier palabra, sirven de descripciones que el cerebro procesa para programar los comandos en nuestro sistema nervioso, actuando en consecuencia.

Una persona etiquetada como "tímida", desarrolla patrones neuronales de inhibición en situaciones sociales. Mientras que una persona etiquetada como "líder", desarrolla patrones de autoafirmación y confianza.

Las etiquetas crean anclajes mentales que definen nuestra identidad y afectan la manera cómo percibimos la realidad.

De esta forma planteamos la "No Etiqueta". Con ella nos referimos al acto de eliminar las definiciones que tenemos sobre nosotros mismos, principalmente aquellas etiquetas limitantes. Significa comprender que somos sistemas en cambio constante, que tenemos la libertad de existir fuera de cualquier cuadro predefinido.

Etiquetas limitantes son creencias de autosabotaje que expresamos con palabras, las usamos para describir nuestra realidad. Estas son autoimpuestas, muchas veces inconscientes, restringiendo nuestro potencial de acción, influyendo a la vez en el entorno que nos rodea.

Rompiendo etiquetas pasadas dejamos de identificarnos con conceptos que nos limitan. Podemos usar lenguaje flexible para mejorar nuestro Mapa, usando frases del tipo "puedo cambiar mis respuestas", en lugar de "siempre soy así".

Somos capaces de reentrenar nuestra percepción cuestionando si nuestras etiquetas nos definen o solo son comandos aprendidos. De esta forma redirigimos nuestra huella sináptica, repolarizando nuestros neurotransmisores, creando un nuevo camino sináptico.

Redefinir nuestra realidad es posible gracias a la gran capacidad que posee nuestro cerebro para adaptarse a cada fenómeno que procesa. Si el cerebro es atemporal, si también puede modificar los comandos y redefinir las etiquetas que sabemos, la No Etiqueta sugiere abrirnos a la posibilidad de experimentar nuestra vida libres de las cargas que acompaña cada condicionamiento registrado en nuestro neuroprograma lingüístico.

Identificamos 4 puntos clave que implica el principio de No Etiqueta:

Observar nuestras palabras, ¿cómo nos definimos?, ¿cómo te defines tú? ¿Qué palabras usas? ¿Cuántas palabras conocemos?

Desafiar su validez, ¿realmente es una verdad absoluta o es una construcción de mi mente?

Cambio de comandos, cuando pensemos "soy terrible en esto", intentemos "estoy haciéndolo mejor".

Actuar en consecuencia, el cerebro responde al lenguaje, usamos palabras alineadas con la versión que construimos de nosotros.

El principio de No Etiqueta sugiere un estado donde dejamos de reaccionar a los comandos, principalmente a los limitantes, tomando control de nuestra propia programación mental.

Nuestros pensamientos, emociones y etiquetas influyen en la mente, literalmente dan forma a la realidad que experimentamos. Si comprendemos el impacto del lenguaje como comando, tendremos la posibilidad de vivir en un estado libre de condicionamientos impuestos inconscientemente, modificando las percepciones, reescribiendo "en tiempo real" nuestra experiencia del mundo. Somos lo que decidimos ser cuando comprendemos que podemos vivir fuera de cualquier etiqueta.

Construimos la realidad activamente. Nuestra percepción del mundo está determinada por las narrativas internas que reforzamos constantemente. Nuestra imaginación crea nuestra profecía autocumplida, generando resultados que confirman nuestras creencias.

Las palabras que usamos expresan la manifestación de los comandos que configuran nuestro sistema nervioso. Las etiquetas definen nuestra identidad, las adoptamos a lo largo de la vida creando programas mentales.

Tercera parte

Conclusiones

Capítulo 6

¿Cómo pensó Dios en nosotros?

La evolución humana es un proceso contínuo. Nuestra capacidad de aprendizaje y adaptación nos permite trascender barreras, expandiendo nuestra conciencia de forma dinámica más allá de lo que antes considerábamos posible.

¿Dios hace ciencia?

Nuestro entorno cuenta con la presencia de sustancias que permiten interconexiones. El Éter, fluido hipotético, invisible, imponderable y elástico que llena todo el espacio, representa el medio a través del cual la información y la energía se transfieren en la totalidad del sistema humano.

En física cuántica, podríamos asimilarlo al campo de punto cero, un espacio donde todas las posibilidades coexisten y donde la conciencia puede acceder a información más allá del tiempo y del espacio.

En la experiencia humana, el Éter juega un papel crucial en la interconexión entre el pensamiento y la materia. Es el puente entre lo físico y lo sutil, el canal a través del cual la intención se convierte en acción.

Las ondas cerebrales, los campos electromagnéticos del corazón y las resonancias celulares operan dentro de este medio, lo que nos permite manifestar nuestra realidad con precisión.

Además, el contacto visual y la transmisión de intenciones entre seres humanos pueden interpretarse como una manifestación de la presencia del Éter, facilitando la comunicación en general a través de un intercambio energético sutil.

Comprender para transformar

Hemos recorrido las estructuras que componen los pilares fundamentales del humano, parte de su neurociencia, psicofisiología e influencia de los pensamientos en la realidad.

Hemos cimentado las bases para comprender cómo la biología, la energía y la mente se entrelazan en la experiencia del Ser.

Desde los niveles químicos hasta los sistemas del organismo, comprendimos que el cuerpo es una red interdependiente de estructuras que operan bajo principios bioquímicos y electromagnéticos. Esta organización sustenta la vida, proporcionando la base física para la expresión de la conciencia.

La dinámica neuronal, los neurotransmisores y la propagación de impulsos nerviosos constituyen la infraestructura de la percepción y la acción.

El cerebro se comporta como un procesador biológico, transductor de información que opera en diferentes frecuencias energéticas.

Reconocer nuestra existencia como una manifestación cuántica nos permite comprender que la atención dirige la energía, por ende, la realidad que experimentamos.

Las estructuras mentales que creamos influyen en nuestro estado del Ser. Comprender cómo el lenguaje moldea nuestras percepciones y reacciones nos permite hackear la mente, redirigiendo nuestros procesos de pensamiento para optimizar la experiencia vital.

Bibliografía

Aristóteles. (2015). *Ética a Nicómaco*. Olmak Trade S.L.

Aristóteles. (2018). *Metafísica*. Olmak Trade S.L.

Becerra, I; Zelaya, G. (2014). *Pensando filosofía*. Litografía López.

Cavendish, H. (2018). *La constante gravitatoria, Pura atracción*. EDITEC.

Clear, J. (2018). *Hábitos atómicos*. PAIDÓS.

Cuellar, A. (2012). *La magia de la PNL*. EDAF S.L.U.

Dispenza, J. (2023). *Deja de ser tú*. URANO S.A.U.

Einstein, A. (2018). *Teoría de la relatividad, El espacio es una cuestión de tiempo*. EDITEC.

Freud, S. (2018). *La Hipnosis*. ARIEL M.R.

Funiber. (Sin año). *Estructura y función del cuerpo humano*. Formación Universitaria.

Greene, R. (2018). *Las leyes de la naturaleza humana*. Océano de México S.A. de C.V.

Grupo Editorial Océano. (Sin año). *Diccionario Enciclopédico Ilustrado*. Ediciones Océano S.A.

Hawking, S. (2007). *La teoría del todo, El origen y el destino del universo*. Penguin Random House.

Hawking, S. (2017). *Agujeros negros*. Editorial Planeta S.A.

Hill, N. (2022). *La ciencia del éxito*. Penguin Random House.

Larry, W; Wilmore, J; Costil, D. (2012). *Fisiología del Deporte y el Ejercicio*. Editorial Médica Panamericana.

Krebs, C; Weinberg, J; Akesson, E; Dilli, E. (2016). *Lippincott Illustrated Reviews Flash Cards: Neuroscience*. Wolters Kluwer.

Moore, K; Dalley, A; Agur, A. (2013). *Anatomía con orientación clínica*. Lippincott Williams & Wilkins.

Sagan, C. (2019). *El cerebro de Broca, Reflexiones sobre el apasionante mundo de la ciencia*. PAIDÓS M.R.

Tres Iniciados. (2023). *El Kybalión*. Olmak Trade S.L.

Made in the USA
Monee, IL
23 July 2025

21761548R00046